AF468360

[illegible]

SÉANCE DU [illegible] JANVIER [illegible]

QUESTION DE RÉVISION

DES

RÈGLEMENTS SANITAIRES

EXPOSÉ

De M. le Docteur GIBERT

Médecin des épidémies

HAVRE

Imprimerie [illegible], quai d'Orléans, 9

[illegible]

CHAMBRE DE COMMERCE DU HAVRE

SÉANCE DU 31 JANVIER 1893

QUESTION DE RÉVISION

DES

RÈGLEMENTS SANITAIRES

EXPOSÉ

De M. le Docteur GIBERT

Médecin des épidémies

HAVRE

Imprimerie ALPHÉE BRINDEAU et Cie, quai d'Orléans, 9.

1893

CHAMBRE DE COMMERCE DU HAVRE

SÉANCE DU 31 JANVIER 1893

QUESTION DE RÉVISION

DES

RÈGLEMENTS SANITAIRES

EXPOSÉ

De M. le Docteur GIBERT

Médecin des épidémies

Le Mardi 31 Janvier 1893, à trois heures et demie de l'après-midi, la Chambre de commerce du Havre se réunit dans la salle de ses séances, au Palais de la Bourse.

Sont présents :

MM. Latham, président
Couvert, vice-président
Perquer, trésorier

Masquelier, Blanchard, Coupery, de Querhoent, Génestal, Lamotte, Mundler, Viollette, Pesle, Moulia, Paisant et Trouvay.

Assistent à la séance :

M. le docteur Gibert, médecin des épidémies,

M. Louis Brindeau, maire de la Ville du Havre,

M. Delachanal, ingénieur de la Chambre de commerce.

M. Latham, président, rappelle que la réunion a pour objet d'entendre M. le docteur Gibert, qui s'est beaucoup occupé des règlements sanitaires et pense que d'importantes modifications peuvent y être utilement apportées. Il le remercie d'avoir bien voulu se rendre au sein de la Chambre pour lui donner des explications. La question est difficile à résoudre ; mais elle est d'un grand intérêt, et la Chambre, qui a le sentiment de la triste période que le Havre vient de traverser, est désireuse de s'instruire.

Non-seulement l'épidémie cholérique a fait au Havre de nombreuses victimes, mais elle a causé bien des ruines et laissé après elle bien des misères. Prévenir le retour de pareilles calamités est un but vers lequel doivent tendre tous les efforts, et, si l'on pouvait arriver à ce résultat, la Chambre de commerce serait des premières à s'en réjouir : Est-ce possible ? On est porté à l'espérer puisque, grâce aux mesures énergiques prises au Havre par M. le Maire et par M. le docteur Gibert, on est parvenu à s'y rendre maître de la maladie ; puisque, d'un autre côté, pendant que le choléra régnait sur le continent, l'Angleterre a pu s'en préserver.

La parole est donnée à M. le docteur Gibert, qui remercie la Chambre de s'être montrée disposée à recevoir sa communication. En se présentant devant elle, il le fait avec la pensée qu'il s'agit de remédier à un état de choses extrêmement préjudiciable, non-seulement au port du Havre, mais à toute la France, qu'il s'agit en un mot d'un intérêt général.

Le régime actuel des quarantaines est jugé, bien jugé,

par les hommes les plus compétents, et ce que M. le docteur Gibert va dire serait signé — il croit pouvoir l'affirmer — par les autorités sanitaires de tous les pays. Il ajoute qu'avant de se décider à répandre ses idées de réforme il s'est assuré qu'elles seraient appuyées en haut lieu et même dans les Conseils du Gouvernement. Ce n'est donc pas une œuvre révolutionnaire qu'il entreprend. Il disait tout à l'heure que le régime des quarantaines est partout jugé. Pourtant, il faut s'entendre ; il n'en va pas encore ainsi en Grèce et en Portugal, où l'on s'obstine à repousser les navires provenant des pays contaminés, en menaçant même de les recevoir à coups de canon. C'est évidemment un moyen de se mettre à l'abri de la contagion, mais aussi un moyen par trop radical, car il suspend la vie sociale et la vie commerciale; les ruines s'entassent ainsi sur les ruines. C'est un peu, au point de vue des résultats, ce qui se passe en France, bien que l'on n'y ait pas recours à des mesures si rigoureuses. Il est vrai qu'en Grèce et en Portugal, il n'y a pas de défenses à terre, et que, sous le rapport de l'observation des règles mêmes les plus élémentaires de l'hygiène, la situation est déplorable. Il en résulte que lorsqu'une épidémie se déclare dans l'un ou l'autre de ces deux pays, elle y fait des ravages épouvantables et que l'on y a une grande peur du choléra. C'est là peut-être ce qui justifie, faute d'une plus saine appréciation des faits, les mesures extrêmes qui y sont appliquées. En tous cas, elles viennent à l'appui de la thèse que M. le docteur Gibert veut soutenir.

En France, on a adopté un système mixte tout aussi défectueux ; car, sans protéger aucunement la santé publique, il est pour le commerce et pour les entreprises maritimes la cause d'ennuis, de difficultés et de pertes considérables. La dernière épidémie ne l'a que trop clairement démontré.

D'après M. le docteur Gibert, le choléra a été introduit au Havre non par mer, mais par terre. Le premier cas est celui d'une personne de Graville qui s'était rendue à Courbevoie et en est revenue malade le 5 Juillet. Le premier décès, celui d'un marin, qui n'avait eu d'ailleurs aucun rapport avec cette malade, est du 14 Juillet.

Puis d'autres cas se sont déclarés, dont l'histoire est faite par M. le docteur Gibert dans son Rapport officiel comme médecin des épidémies.

Aurait-on pu empêcher le développement épidémique du choléra ? — M. le docteur Gibert pose la question sans oser y répondre ; il dit seulement qu'à l'époque du choléra d'Yport, en 1884, il y eut au Hâvre trois cas foudroyants et mortels de choléra, et que ces trois foyers furent éteints parce qu'on put détruire tout ce qui avait appartenu aux trois cholériques.

Le Bureau d'hygiène a fait ce qu'il a pu en 1892, mais il a été débordé.

M. le docteur Gibert, à l'appui de ses explications, met sous les yeux de la Chambre un tableau indiquant, par une ligne courbe, la marche suivie par la maladie ; il fait remarquer avec quelle promptitude, à partir du 14 Août, le nombre de cas a progressé jusqu'à atteindre le chiffre de 72 dans une même journée, et avec quelle promptitude la décroissance s'est accentuée dès que l'on fit application d'un système très complet de défense.

Il est donc permis de dire qu'il est possible, quand on

le veut, de se rendre maître du choléra ; le remède est connu, on le possède, on sait comment l'employer ; seulement il faut avoir la volonté d'en faire l'application.

C'est peut-être une leçon de choses que M. le docteur Gibert va exposer à la Chambre, et il la prie de l'excuser. Mais il doit dire qu'en Angleterre, où l'esprit pratique domine, où, plus qu'ailleurs, on a senti combien les anciens errements étaient nuisibles au commerce, on y a renoncé depuis longtemps déjà, et que cependant l'on est parvenu à se garantir du choléra. Aujourd'hui, l'Angleterre n'en souffre plus.

Eh bien ! malgré cet exemple, on a continué en France à s'en tenir à la singulière idée des quarantaines ; on persiste à croire que les maladies épidémiques sont introduites par mer et non par terre ; aucune mesure de défense suffisamment efficace n'est prise sur le territoire même, et quand le danger se présente on est désarmé.

M. le docteur Gibert tient à déclarer à l'honneur de M. le Maire du Havre, que, grâce aux mesures intelligentes et énergiques qu'il a ordonnées et qu'il a su faire appliquer, la ville du Havre est la seule où le choléra ait entièrement disparu. Partout ailleurs où il s'est déclaré, à l'étranger comme en France, à Hambourg, à Saint-Pétersbourg, à Dunkerque, à Cherbourg, dans le Finistère, des germes subsistent, qui se réveillent de temps à autre, et l'on ne parvient pas à s'en débarrasser. C'est une nouvelle preuve de plus des heureux résultats que l'on peut obtenir d'une bonne organisation des défenses à terre, et M. le docteur Gibert prie la Chambre de bien vouloir retenir cette observation, parce que c'est la base de son argumentation !

M. le Docteur arrive aux quarantaines imposées aux marchandises ; il ne craint pas d'affirmer qu'elles sont tout-à-fait inutiles. Jamais les marchandises n'ont été des agents de transmission des maladies contagieuses. Les épidémies se transmettent par les objets de literie, les vêtements ou les linges souillés. L'épidémie survenue à la Guadeloupe en est un exemple. Elle a été introduite dans l'île par un navire voilier venant de Marseille. Pendant les trois mois de traversée, l'équipage avait été bien portant et il n'y avait pas eu la moindre apparence d'affection diarrhéique à bord. On décharge une malle, et des symptômes tout aussitôt se manifestent chez les hommes qui la déballent ; puis la personne qui avait entrepris le lavage du linge succombait dans la nuit. Qu'est-ce qu'il y avait dans cette malle ? On découvrit qu'elle renfermait du linge ayant appartenu à un cholérique de Marseille. Voilà de quelle manière le choléra a été introduit à la Guadeloupe en 1855. M. le docteur Gibert répète qu'aucun cas suspect n'avait été constaté à bord, malgré une traversée de trois mois, pendant lesquels l'équipage s'était trouvé en contact avec les marchandises. Autrement, le fait n'aurait pu passer inaperçu et le navire n'aurait pas été admis. On voit donc que la contagion se propage par le linge souillé, surtout lorsqu'il est humide, et que la marchandise n'est jamais coupable.

La Chambre de commerce a pu elle-même s'en convaincre par un avis du département sanitaire de Berlin, publié en septembre dernier, avis dont elle a reçu communication et dans lequel il est dit que, depuis l'apparition de l'épidémie à Hambourg, de nombreuses quantités de marchandises ont été expédiées de cette ville dans toutes les directions, sans qu'on ait jamais eu connaissance d'un seul cas de choléra propagé par ces expéditions.

S'adressant à M. Viollette, qui fait partie du Conseil sanitaire, M. le docteur Gibert lui dit qu'il doit savoir les difficultés que subit le commerce, les bizarreries auxquelles il est exposé, grâce aux règlements sanitaires. M. le Docteur se rappelle entre autres l'interdiction dont a été frappé un lot de sang desséché provenant de Moscou. Ce sang avait subi une préparation spéciale, il avait été chauffé à plus de 100 degrés, il était transformé en cristaux d'hématine ; il ne pouvait plus, par conséquent, renfermer aucun microbe, ni présenter aucun danger ; et cependant c'est à grand peine que l'on a pu faire lever l'interdiction ; il a fallu, pour en arriver là, faire démarches sur démarches et recourir à l'autorité du Ministre à Paris. Quelle est la raison de toutes ces difficultés ! C'est que les règlements s'opposent à l'entrée des dépouilles d'animaux. Sait-on, en outre, pourquoi le Directeur de la santé s'est montré aussi rigoureux dans la circonstance ? C'est qu'il existait en même temps, à bord du navire, des meubles et des effets d'habillement. Il est à noter que ces mesures, ayant pour but de prévenir la contagion, étaient prises alors que le choléra régnait en ville, et que toutes facilités étaient laissées pour communiquer avec l'intérieur.

Ainsi, du côté de la mer, interdiction sur les marchandises dont l'entrée serait sans danger, et du côté de la terre, libre accès, non-seulement pour les marchandises, mais encore pour les voyageurs, qui peuvent entretenir le mal et le propager. Voilà le système. De semblables contradictions et le simple bon sens disent clairement que, dans l'intérêt aussi bien de la santé publique que des affaires du pays, il faut renoncer à ces anciens errements.

Maintenant est-il possible, sans entraver les relations sociales ou commerciales, de se garantir ? M. le docteur Gibert dit oui. Et le système qu'il va proposer est tout simplement le système anglais. Il est vrai que l'Angleterre a, dans sa situation géographique, un double avantage : sa séparation du continent et son éloignement des pays d'où provient ordinairement le choléra ; la durée des voyages pour les navires partant d'Orient est d'environ quatre semaines. Mais ce qui fait surtout la sécurité de l'Angleterre, c'est qu'elle a su se créer des moyens de défense à terre. Là est le point capital.

En France, ces moyens n'existent pas. Et il y a ceci de particulier, c'est que la France possède les premiers hygiénistes du monde ; c'est elle qui, la première, a préconisé le système de la désinfection ; elle en a posé le principe ; elle a toujours, sous ce rapport, tenu la tête au point de vue scientifique, et quand partout ailleurs on met en application les enseignements ainsi recueillis, en France on s'en tient à la théorie. Il y aurait matière à réflexion sur ce peu de disposition du caractère français à faire entrer dans la pratique les données de la science ; mais ce n'est pas ici l'occasion d'aborder ce sujet.

En Angleterre, les choses ont été comprises autrement. On a saisi les avantages d'un système qui, tout en garantissant d'une manière efficace la santé publique, permet au commerce de poursuivre ses opérations. Grâce aux efforts de deux hommes éclairés, Chadwick et Rawlinson, les défenses à terre ont été organisées, les villes ont été assainies, et l'arrivée des navires a cessé d'être un sujet d'inquiétudes ; l'importation et le transport des marchandises n'y sont plus entravés.

Si la Chambre le lui permet, M. le docteur Gibert va entrer dans l'examen des conditions dans lesquelles se trouve la ville du Havre sous le rapport de la salubrité. Il s'efforcera d'être aussi court que possible. Tout d'abord, il tient à établir que pour avoir un port salubre, il faut que la ville elle-même soit salubre ; les deux choses se tiennent; la connexité entre les intérêts de la santé publique et ceux du commerce est évidente.

Les éléments du problème d'assainissement de la ville du Havre sont réunis depuis plusieurs années, le travail peut se faire vite et bien. Autrefois, les esprits n'y étaient pas bien préparés ; on était un peu effrayé devant le chiffre des dépenses. Aujourd'hui, après l'expérience que l'on vient de faire de ce que coûte une épidémie, on comprend mieux qu'elles sont justifiées.

M. le docteur Gibert a apporté, pour renseigner la Chambre, des cartes sur lesquelles sont indiquées, pour une période de douze ans, les décès survenus sur les différents points de la ville et dus à des maladies contagieuses : la diphtérie, la fièvre typhoïde et la phtisie. Ces cartes établies pour une année seule n'auraient pas permis d'arriver à une conclusion, mais, faites pour une période de douze ans, on peut en tirer des lois et connaître la vérité.

En les comparant, en effet, avec des cartes semblables se rapportant à la dernière épidémie, l'on constate que les points contaminés sont toujours les mêmes.

Aussi M. le docteur Gibert, qui a suivi l'établissement de ce travail, dressé avec beaucoup d'intelligence et de soin, avait désigné à l'avance les points qui, lors de l'apparition du choléra, seraient particulièrement menacés, et les faits sont venus confirmer ses prévisions.

Si l'on examine le groupement de St-François, l'on voit qu'il n'y a pour ainsi dire pas une rue et même parfois pas une maison où le choléra n'ait sévi. Le groupement de Graville donne lieu aux mêmes remarques, quoique dans une proportion un peu moindre.

Or, en prenant la carte de la diphtérie pour une période de douze ans, on s'aperçoit que ce sont les mêmes rues et les mêmes maisons qui sont atteintes.

Mêmes constatations pour la fière typhoïde et pour la phtisie; là où elles sont apparues, là aussi est apparu le choléra.

Parlant en particulier de la fièvre typhoïde, M. le docteur Gibert fait connaître que le nombre des décès s'est élevé l'année dernière à 175; il estime que c'est 160 de trop, la moyenne ne devant pas dépasser 15.

Quant à la fréquence de la phtisie, il combat l'opinion assez répandue qu'elle tient au climat; le climat n'y est pour rien. On peut s'en convaincre par ce fait qu'il y a des rues où jamais un cas ne s'est produit.

La phtisie ou la tuberculose, comme la fièvre typhoïde, sont des maladies contagieuses; toutes deux tiennent à l'existence de bacilles qui se développent d'autant plus qu'ils sont dans un milieu qui leur est plus favorable.

La ville du Havre n'est pas malsaine. C'est une idée que M. le docteur Gibert s'est attaché à soutenir dans divers Congrès auxquels il a assisté, et qu'il n'est pas toujours parvenu à faire partager ; mais il la maintient. Certains quartiers seulement sont malsains. De plus, l'eau d'alimentation est très bonne.

Or, partant de ce fait que le choléra, la diphtérie et les autres maladies contagieuses ont des points de prédilection, il faut se demander quelle en est la raison.

La raison, c'est que sur ces mêmes points le sol est infecté.

En veut-on une preuve ? On la trouvera sur les cartes que M. le docteur Gibert vient de communiquer à la Chambre. On verra là, en effet, que le quartier du Perrey qui renferme un grand nombre de logements se trouvant dans les plus mauvaises conditions au point de vue de l'hygiène et habités par une population dense, absolument étrangère aux notions de propreté, les maladies contagieuses ne s'y développent pas : la phtisie y fait peu de victimes, et les décès dus au choléra ont été en très petit nombre.

Sans doute, la mortalité est grande au Perrey, mais elle tient à d'autres causes ; les maladies contagieuses n'y ont qu'une faible part.

Le problème est intéressant et des plus neufs.

Et sait-on pourquoi le quartier du Perrey jouit de cette sorte d'immunité ? c'est que le sol formé de galet est lavé deux fois par jour par le flux de la mer ; à chaque marée, les germes d'infection déposés dans le sol sont ainsi enlevés et portés au dehors.

On a là un exemple des résultats que l'on pourrait obtenir si la ville du Havre était assainie par des procédés artificiels comme l'est le Perrey par des moyens naturels. Dans l'opinion de M. le docteur Gibert, l'œuvre est possible et il espère que la Chambre, qui a le souci des intérêts du commerce, voudra s'entendre avec la Ville pour la réaliser. A Marseille, la Chambre de commerce a voté pour l'assainissement de la ville une subvention de quinze millions. Ici, sans exiger un aussi grand sacrifice, la question, en réalité, se pose dans les mêmes termes, et l'on doit pouvoir compter sur les mêmes concours pour la résoudre.

M. le docteur Gibert ne sait si les Membres de la Chambre sont allés au bassin de l'Eure pendant les marées de morte-eau. S'il en est qui s'y sont rendus, ils ont certainement été saisis des mauvaises odeurs qui s'en dégagent; ils ne doivent pas s'en étonner s'ils savent qu'une partie des égouts se déversent dans les bassins. Le service des épidémies a reçu des plaintes à ce sujet de la part de compagnies de navigation, mais qu'y faire ? Dans les marées de morte-eau, les bassins ne reçoivent de l'extérieur qu'une quantité d'eau relativement minime, et cette quantité est insuffisante pour entraîner ensuite au dehors les eaux corrompues. Il est tout-à-fait incorrect que les égouts aient leur débouché dans les bassins, car on entretient ainsi un foyer d'infection dans le port même; il est donc indispensable de changer la direction des égouts.

M. le docteur Gibert pense que la Chambre, par les explications qu'il vient de donner, et s'il s'est bien fait comprendre, se rend bien compte maintenant de la nécessité, pour assainir le port — point qui doit l'intéresser au premier chef —, de commencer par assainir la ville.

Ceci dit, M. le docteur Gibert arrive à un autre côté de la question. Les mesures qu'il vient d'indiquer seraient, en effet, incomplètes, s'il n'était en même temps procédé à l'organisation d'un service d'inspection médicale au départ et à l'arrivée, inspection qui doit être largement et minutieusement faite, et s'étendre aux navires et aux équipages. Du moment que les marchandises sont reconnues comme n'offrant aucun danger de contagion, c'est ailleurs qu'il faut porter l'attention. Par l'inspection des navires et des équipages au départ, on détruira les éléments morbides qui pourraient exister à bord et l'on empêchera leur transport sur d'autres points. C'est ainsi que le bateau de Southampton a pu, pendant la durée de l'épidémie, faire trois fois par semaine le voyage du Havre sans qu'il en soit résulté aucun cas de maladie. Du reste, grâce aux inspections faites par le service de la santé au départ, le Havre n'a transporté nulle part aucun germe de contagion.

M. le docteur Gibert demande la permission d'ouvrir une parenthèse pour entretenir la Chambre d'une question qui lui tient à cœur : il veut parler de la syphilis, maladie qu'il estime faire plus de mal que le choléra ; c'est un fléau destructeur. Il en a été parlé au Congrès de Turin et l'on a été d'accord pour reconnaître l'utilité, au point de vue international, de créer des services d'inspection. Le nombre des cas parmi les équipages est considérable. Il est tel que de grandes Compagnies de navigation comme la Compagnie Générale Transatlantique et la Compagnie des Chargeurs-Réunis ont pris le parti de faire inspecter les hommes qu'elles engagent. Beaucoup malheureusement sont dans un état déplorable. Il ne leur est pas permis alors de s'embarquer et ils sont envoyés à l'hôpital. Si l'on pouvait entrer dans cette voie d'une façon générale, on arriverait certainement à préserver bien des familles ; car la syphilis n'atteint pas seulement celui qui s'y est exposé ; c'est une maladie d'évolution, dont les effets sont ressentis par deux ou trois générations. Bien souvent M. le docteur Gibert a eu l'occasion de constater, chez des enfants, des accidents cérébraux graves dont le père était certainement responsable, quand ce n'était pas le grand-père. La création de services d'inspection, au départ, surtout si elle était généralisée en vertu de conventions internationales, apporterait certainement des entraves à l'extension de cet élément pernicieux.

Maintenant, M. le docteur Gibert va parler de la création d'un service d'inspection à l'arrivée. Pour cela, il faudrait avoir tout d'abord un bassin de désinfection. Est-ce possible ? Il a entretenu de la question MM. les Ingénieurs du port, qui lui ont dit qu'il serait facile de réserver sinon un bassin, du moins une partie de bassin à l'usage de lazaret. L'outillage, pour être complet, devrait comprendre diverses installations pour la désinfection du navire, du linge et des effets d'habillement des passagers ; il serait nécessaire aussi d'y établir un restaurant, ce qui ne présenterait aucune difficulté. Dans ces conditions, les passagers n'auraient pas à subir tous les ennuis qu'ils supportent aujourd'hui ; ils ne seraient retenus que quelques heures seulement et le navire pourrait, sans beaucoup de retard, entrer en libre pratique.

Un corps médical complet et spécial serait forcément

nécessaire pour l'application de ces mesures, le Directeur actuel de la santé et ses adjoints ne pouvant évidemment suffire à une pareille tâche. Ce corps d'officiers sanitaires devrait comprendre au moins trois au quatre médecins, et ses attributions devraient être bien délimitées pour obtenir un bon travail.

Pour l'installation d'un lazaret et pour son fonctionnement, il faudra nécessairement de l'argent. M. le docteur Gibert n'entrera pas, pour aujourd'hui, dans des détails sur ce point; il n'a voulu que donner une idée du projet dans ses grandes lignes, se réservant, si la Chambre se décide à nommer une Commission, de lui fournir de plus amples explications. Il croit que, pour le personnel médical tout au moins, les frais seront peu élevés. Il lui paraît possible, en effet, de le recruter parmi les officiers en retraite de la marine, au nombre desquels on compte des hommes encore peu âgés et qui trouveront là un moyen de s'assurer une position. Il serait entendu qu'ils devraient sacrifier tout leur temps au service sanitaire et qu'ils n'auraient pas de clientèle en ville.

Peut-être la Chambre pourra-t-elle, du reste, prendre des engagements sans trop grever son budget. Ne pourrait-elle pas s'emparer de la question des droits sanitaires? A Paris, à la direction de l'hygiène publique, on ne s'oppose pas à ce qu'elle soit soulevée. Les recettes du droit sanitaire, au Havre, s'élèvent à 325,000 fr. par an, et les dépenses ne dépassent pas 45,000 fr. Il en résulte que le Trésor bénéficie d'une différence de 280,000 fr. Rien de plus juste, semble-t-il, que cette différence profite au port du Havre pour être affectée à son service sanitaire. L'ensemble des recettes pour la France entière est de 1,200,000 fr., et le tout est loin d'être dépensé pour le service de la santé. Les grands ports de Marseille, de Bordeaux, etc., où les choses se passent comme au Havre, seront également disposés, il n'en faut pas douter, à élever à leur tour des réclamations. Il y a par conséquent une campagne à faire pour que l'argent provenant des droits sanitaires reste dans les ports, et cette campagne peut être entreprise avec des chances de succès. D'ailleurs les dépenses ne seront pas faites sans contrôle, et les fonctionnaires ou les autorités qui auront l'administration du service sanitaire devront en faire la justification. En supposant que le Havre obtienne son autonomie et que les dépenses annuelles permanentes s'élèvent à 80,000 ou 100,000 fr., il resterait, en ayant recours à un emprunt payable par annuités, une somme suffisante pour l'installation d'un outillage de désinfection. Il ne paraît pas impossible à M. le docteur Gibert que le Ministre des finances trouve d'autres ressources en remplacement des 1,200,000 fr. qui manqueraient à son budget.

En résumé, si les propositions qu'il vient de soumettre à la Chambre lui paraissent mériter d'être examinées et si elle juge à propos de nommer une commission, il est tout disposé, ainsi qu'il l'a déjà dit, à venir devant cette commission pour lui donner tous les éclaircissements dont elle aura besoin sur l'organisation du nouveau service, tel qu'il le comprend.

Pour lui, il est convaincu que si, dans l'ensemble, ses vues sont adoptées, on arrivera à ce résultat qu'il n'y aura plus de quarantaines, que les marchandises seront importées et réexportées librement et que le Havre sera à l'abri du choléra et de toutes autres maladies contagieuses.

M. le Président est assuré d'être l'interprète de la Chambre en adressant ses remercîments à M. le docteur Gibert pour sa substantielle et intéressante communication. Ses collègues seront disposés, il n'en doute pas, à nommer une commission dans une prochaine séance pour étudier la question.

M. Masquelier pense qu'il serait très utile de propager les idées émises par M. le docteur Gibert. Il demande à cet effet leur reproduction dans une brochure qui serait distribuée.

M. Couvert, rappelant que M. le docteur Gibert a parlé du chiffre de 1,200,000 fr. comme représentant le total des recettes annuelles des droits sanitaires, lui demande s'il sait également quel est le montant des dépenses.

M. Gibert ne peut répondre d'une façon absolument précise ; il croit que les dépenses s'élèvent de 500 à 600,000 fr.

M. Couvert demande ce renseignement parce que la Chambre, il y a plusieurs années, s'est déjà occupée de la question. A cette époque, elle s'était reportée à la convention internationale de 1853, et il lui avait paru en résulter que les taxes sanitaires ne devaient être que la représentation des dépenses. C'est sur ces bases que le tarif a été établi, et il est arrivé dans la suite que l'Etat — du moins en ce qui concerne le Havre — a réalisé d'importants bénéfices. La Chambre de Commerce alors a réclamé, mais il lui a été répondu que l'argent avait été employé dans des travaux exécutés dans d'autres ports et que les ressources, par le fait, étaient en totalité absorbées. Dans ces conditions, elles seraient éparpillées un peu partout et le Havre, malgré sa large contribution, n'en recevrait qu'une très faible part.

M. le docteur Gibert ne croit pas que la question soit ainsi envisagée dans les bureaux de l'Assistance publique, qui ont aussi la direction des services de l'hygiène ; on y fait une distinction entre les recettes des droits sanitaires, qui sont inscrites au budget du Ministère des Finances, et les travaux des ports qui doivent être alimentés par un autre budget. L'opinion que les ressources, aux termes de la convention internationale, ont reçu une affectation spéciale, est une opinion qui lui paraît prévaloir dans l'esprit de personnes qui ont qualité pour émettre leur avis dans la circonstance, et c'est pourquoi il engage la Chambre à faire entendre ses réclamations.

M. Couvert estime, dans l'ordre des idées émises par M. le docteur Gibert, que du moment où l'Etat, sur les 1.200.000 fr. qu'il reçoit en partie de navires étrangers, ne dépense que 500 à 600.000 fr., il y a lieu d'employer le surplus aux installations nécessaires, ou bien de réduire de moitié les perceptions. C'est un argument de plus, il lui semble, à faire valoir en faveur d'une réclamation du port du Havre.

M. le Maire du Havre remercie M. le Président de la Chambre de l'avoir invité à assister à la séance, et il remercie M. le docteur Gibert de son instructif exposé.

Ainsi qu'on l'a fait remarquer, la question est du plus haut intérêt pour la Municipalité et pour la Chambre de commerce. Il est indispensable que la Ville ne soit pas considérée comme particulièrement exposée aux épidémies. La réalisation du programme que la Chambre vient d'entendre est complexe. Au point de vue du Conseil Municipal seul, les moyens de défense sont de deux sortes ; il faut d'abord posséder une hospitalisation bien organisée pour les malades : ceci existe. Ce qui n'existe pas, c'est une ville entièrement salubre. La question s'est posée récemment au Conseil Municipal, et il en a renvoyé l'examen à une commission.

Si, dans la dernière épidémie, on est parvenu dans une certaine mesure à opposer une digue au danger, on a été obligé de reconnaître que ce résultat n'a été obtenu qu'au moyen de palliatifs ; on a dû employer une masse de désinfectants et exercer une police très active. Mais ces moyens, qui ont suffi dans le moment, ne peuvent être permanents. Il faut donc se mettre d'accord sur un système complet, et c'est là que gît la grande difficulté. Il ne suffit pas de se débarrasser des produits usés ; le point délicat est de savoir où les porter. Faudra-t-il les déverser en Seine ou à l'ouest, du côté de la Hève ? Devra-t-on recourir à l'épandage ou recourir à leur utilisation par des fabriques d'engrais ? Est-on bien sûr, en outre, de ne pas créer, par l'un ou l'autre de ces moyens, de nouveaux foyers d'infection, et que les détritus putrescibles, une fois sortis du Havre, n'y reviendront pas par d'autres voies ? C'est un danger auquel il ne faudrait pas s'exposer.

D'autre part, si les dépenses à faire par la Ville, pour les changements à apporter dans la direction des égouts et pour assainir les bassins, ne sont pas relativement trop considérables, il n'en est pas de même à l'égard des propriétaires, auxquels de grands travaux devront être imposés. Pour quelques-uns, la charge sera supportable, mais pour beaucoup, qui ne possèdent que de petits immeubles dont ils ont beaucoup de peine parfois à tirer un loyer, elle sera réellement très lourde. Par conséquent, avant d'imposer un système, il faut être bien sûr qu'il donnera de bons résultats. Tel est le point de vue auquel se place le Conseil municipal et qui fait l'objet de ses préoccupations.

Il sera possible de savoir ce qui a été fait dans d'autres villes, soit en France, soit à l'étranger, et d'avoir des points de comparaison. De la sorte on arrivera à une étude complète. Il se peut que ce soit un peu long, et cependant, sous l'impression laissée par la dernière épidémie, chacun s'attachera à ce que l'affaire ne reste pas dans les cartons. Procéder à une instruction aussi prompte que possible et suffisante, toutefois, pour que les décisions puissent être prises avec maturité, telles sont les intentions de la Municipalité.

M. le Maire admet parfaitement que, pour arriver plus sûrement à la réalisation de l'entreprise, la Ville devra s'entendre avec la Chambre de commerce, et il priera M. le Président, lorsque celle-ci aura nommé une Commission, de l'en informer pour que cette même Commission puisse entrer en rapports avec la Commission du Conseil municipal.

M. le Maire remercie de nouveau la Chambre de lui avoir permis d'assister à la séance ; il a pu ainsi recueillir d'utiles informations pour l'examen de la question.

M le Président a écouté avec attention les paroles de M. le Maire, touchant les études que se propose de faire la Municipalité. L'amélioration de l'état sanitaire de la ville, c'est en même temps l'amélioration de l'état sanitaire du port. Il y a là un intérêt commun à sauvegarder, et la Chambre de commerce voudra certainement, en ce qui la concerne, aider aux mesures à prendre pour arriver à une solution désirable pour tous.

Pour le moment, la Chambre, ainsi qu'il l'a déjà dit, n'a qu'une seule chose à faire : nommer une Commission qui s'entendra avec la Commission du Conseil municipal. C'est ce qu'elle fera dans une prochaine séance.

M. le docteur Gibert demande à revenir sur un point qu'il a déjà signalé. Il a parlé de la mauvaise réputation faite à la ville du Havre, au point de vue sanitaire. Il a dit aussi que cette opinion était généralement répandue dans les Congrès d'hygiène auxquels il a assisté. Eh bien ! il tient à le déclarer, la ville du Havre ne mérite pas cette mauvaise réputation. Il faut entrer dans les détails pour savoir si une ville est salubre ou si elle ne l'est pas, et, quand on s'est livré à cet examen en ce qui concerne le Havre, on reconnaît que la ville n'est pas insalubre : quelques quartiers seulement le sont, voilà la vérité. Cette affirmation peut paraître en contradiction avec ce qu'il a dit précédemment ; mais le bureau d'hygiène a fait, à ce sujet, un travail extrêmement intéressant, qui n'existe peut-être nulle part, et qui fournit sur la question les indications les plus précieuses : il a établi des dossiers sanitaires par rues et même par maison, contenant l'énumération des maladies et des décès survenus. C'est ainsi que M. le docteur Gibert a pu dire exactement à l'avance les points sur lesquels la dernière épidémie se ferait plus particulièrement sentir. C'est aussi à l'aide de ce travail qu'ont été établies les cartes présentées à la Chambre.

M. le docteur Gibert montre sur les cartes des rues où la mortalité annuelle va jusqu'à 52 et même 59 pour mille vivants, et d'autres où ce chiffre descend à 13, preuve de l'insalubrité des premières, et de la salubrité des secondes. Le choléra, excepté au Perrey, a sévi dans toutes les rues où la mortalité générale était grande et il a épargné celles où elle était relativement minime.

Pour la phtisie, on compte dans une rue, pour une période de douze ans, 22 décès pour mille vivants, et dans une autre, bien que les habitations y soient modestes et la population peu aisée, on en compte deux seulement.

Cette différence tient à ce que, dans cette dernière rue, les maisons et les ménages sont séparés ; tandis que dans la première, formée de maisons à plusieurs étages, il existe jusqu'à trois ou quatre débits par maison, ce qui entretient l'usage et l'abus de l'alcool chez les habitants, hommes, femmes et enfants. Dans les cités ouvrières, les décès dus à la phtisie n'excèdent pas deux pour mille. Cela prouve bien que l'on pourrait avoir une ville salubre. Mais comme les décès sont comptés, dans les statistiques, sur l'ensemble de la collectivité, ils sont grossis par les chiffres élevés que vient de citer M. le docteur Gibert et qui ne se rapportent qu'à des points isolés.

En somme, qu'il s'agisse du choléra, de la diphtérie ou de la fièvre typhoïde, les points atteints sont toujours les mêmes, et certaines parties de la ville, au contraire, celles où l'écoulement des eaux se fait bien, où les rues sont mieux exposées au vent de la mer, restent indemnes.

Une erreur a été commise, poursuit M. le docteur Gibert, dans la construction des égouts. Par la direction qui leur a été donnée, on a barré la route naturelle à l'écoulement des eaux souterraines ; la remarque s'applique surtout à l'égout du boulevard de Strasbourg et à celui qui a son débouché à l'extrémité de la rue Frédéric-Bellenger.

Les eaux souterraines n'ayant plus leur libre écoulement et les sol et sous-sol étant infectés par les nombreux puisards de la ville, il s'ensuit que des maladies inconnues jusqu'alors dans ces quartiers, comme la fièvre typhoïde, ont commencé et n'ont jamais cessé leur ravage.

Il existe en Angleterre une loi que M. le docteur Gibert serait désireux de voir adopter en France. Lorsque la mortalité, dans un quartier, une rue ou une maison, atteint la proportion de 40 °/o, les constructions sont considérées comme présentant un danger public, et l'Administration a le pouvoir d'en ordonner la suppression par voie d'expropriation.

Il serait réellement à souhaiter que de semblables mesures fussent appliquées à certaines rues de la ville du Havre, où la mortalité, l'année dernière, s'est élevée au chiffre effroyable de 60 et même de 100, pour 1,000 vivants.

Pour donner un exemple des résultats que l'on peut obtenir par des mesures bien entendues, M. le docteur Gibert va dire ce qui s'est passé pour la diphtérie. Grâce au Bureau d'hygiène, l'isolement a été pratiqué et la désinfection a été opérée. Il en est résulté que le nombre des décès, de 175 par an qu'il était autrefois, n'est plus aujourd'hui que de 40 à 50. La courbe a commencé à descendre à partir du jour où l'on a décidé de traiter la diphtérie comme on a traité le choléra, dans ces derniers temps. Un fait entre autres demeure établi, c'est que s'il est procédé avec soin au nettoyage du logement contaminé, jamais un second cas ne s'y produira.

M. le docteur Gibert a donc la satisfaction de pouvoir dire à la Chambre, que du jour où l'on voudra s'intéresser à cette question sanitaire, avec la ferme résolution de la faire aboutir, on arrivera à réduire la mortalité, au Havre, à 19 ou 20 °/₀₀, qui est la proportion normale.

En France, les naissances sont en diminution, chaque jour les familles ayant beaucoup d'enfants sont de moins en moins nombreuses, et l'on doit reconnaître que les mœurs seules peuvent réagir contre ce fait et non pas les lois ou les règlements. Mais, du moins, ce que l'on peut faire c'est d'empêcher les français de mourir avant le temps. La cause mérite qu'on s'en occupe, car empêcher la décroissance de la population, c'est conserver des forces au pays.

En réponse à une question de M. Coupery, M. Gibert répète que l'existence des maladies contagieuses est due à l'infection du sol. Si des quartiers restent sains, ainsi qu'il l'a démontré, si la dernière épidémie ne s'y est pas développée, c'est que le sous-sol est sain. Prenant enfin un exemple au dehors, il cite la ville de Lyon où n'a jamais régné le choléra. Quand le choléra a sévi soit à Paris, soit à Marseille, ou sur d'autres points du territoire, il y a bien eu quelques cas à Lyon ; mais la maladie avait été contractée ailleurs, et, à aucune époque, elle n'y a pris le caractère épidémique.

M. le Président ne doute pas que les paroles de M. le docteur Gibert ne porteront leur fruit, et une fois encore, avec l'assentiment de ses collègues, il lui renouvelle ses remercîments.

La séance est levée à quatre heures et demie.

Pour copie conforme :

Le Président de la Chambre de Commerce,

R.-E. LATHAM.

www.ingramcontent.com/pod-product-compliance
Ingram Content Group UK Ltd.
Pitfield, Milton Keynes, MK11 3LW, UK
UKHW020534230726
13925UKWH00005B/2283